‹国人住民が増えていませんか？

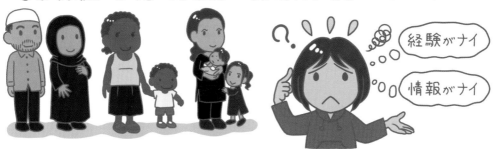

母子保健・子育て支援の現場は八方ふさがり？！

経験がナイ

情報がナイ

産婦人科や小児科、役所の母子保健担当部署や子育て支援機関などは、妊娠・出産・育児の場で外国につながる子どもや家族と密接に関わることが増えていると思います。文化や言語の異なる外国出身者と接するとき、日本人のようにいかないこともあり、そのつど手探りで対応されているのではないでしょうか。対応に戸惑ったり、疑問にぶつかることも多いでしょう。

③

できることからはじめませんか？

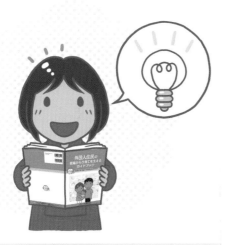

このガイドブックは外国人の母子保健・子育て支援に関わる皆さんのために作りました。お仕事の中でできる簡単な工夫を「かながわの事例」とともに紹介しています。

「できることからはじめてみる」ためのアイディア集です。外国人住民への関わりで戸惑ったときに開いてみてください。

JN046444

④

はじめに

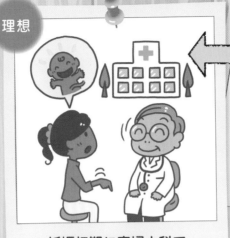

理想

妊娠初期に産婦人科で
分娩予約

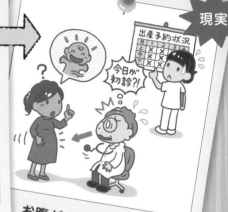

現実

お腹が大きくなってから
初診？

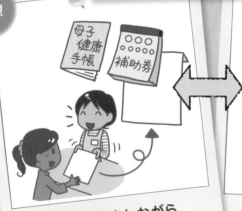

理想

丁寧に面談をしながら
母子手帳交付

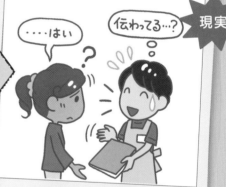

現実

·····はい

伝わってる…？

伝わっていないなぁと
思いながら母子手帳交付…

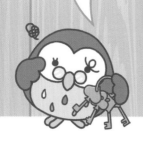

国籍や言語が違ってもすべての人が
支援を必要としていますが、
現実はあらゆる点で支援者・外国人
ともに困っているようです。

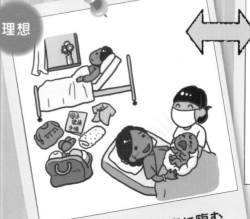

理想

準備ばっちりでお産に臨む

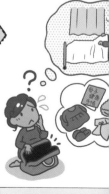

入院準備せずに来

理想と現実

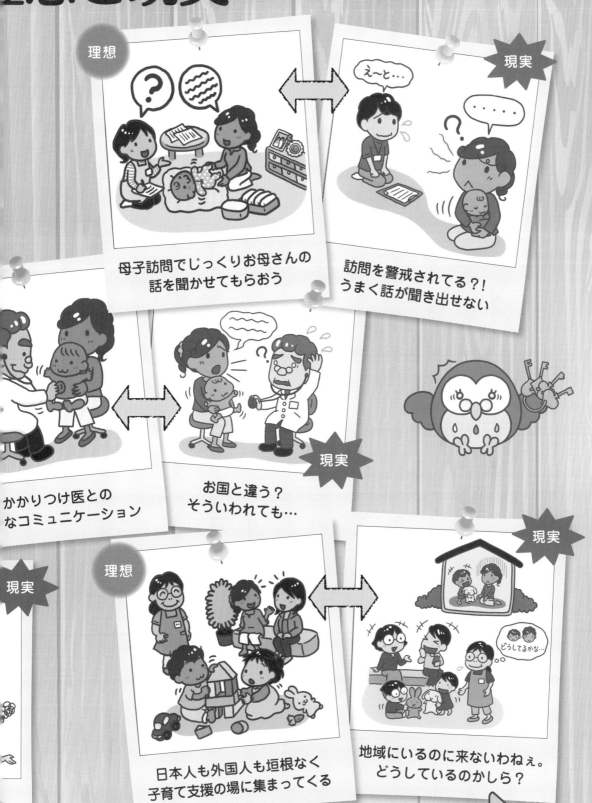

理想
母子訪問でじっくりお母さんの
話を聞かせてもらおう

現実
え〜と…
・・・・
訪問を警戒されてる?!
うまく話が聞き出せない

かかりつけ医との
なコミュニケーション

現実
お国と違う?
そういわれても…

現実

理想
日本人も外国人も垣根なく
子育て支援の場に集まってくる

現実
どうしてるかな…
地域にいるのに来ないわねぇ。
どうしているのかしら?

理想どおりにいかないのはなぜ? 次のページで整理してみましょう

はじめに 支援を妨げる４こ

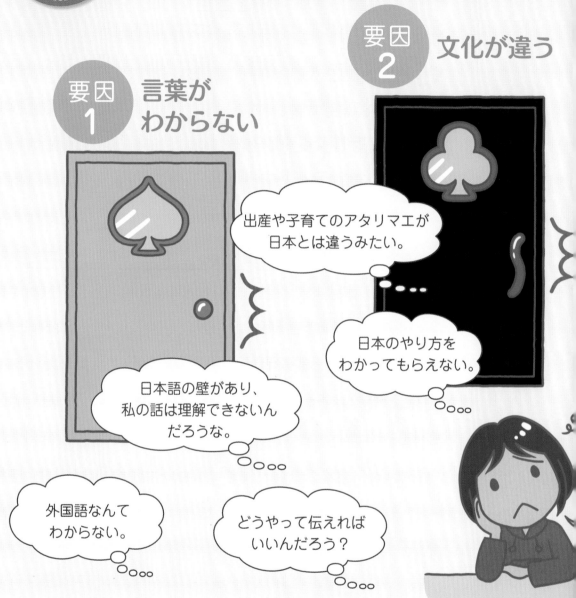

産婦人科・母子保健・小児科・子育て支援現場で働いている皆さんの外国人住民と接するときの理想と現実を見てみると、大きくわけて「言葉がわからない」「文化が違う」「情報が伝わらない」「連携先がわからない」の4つの要因から、支援のドアが閉まってしまうようです。

の要因

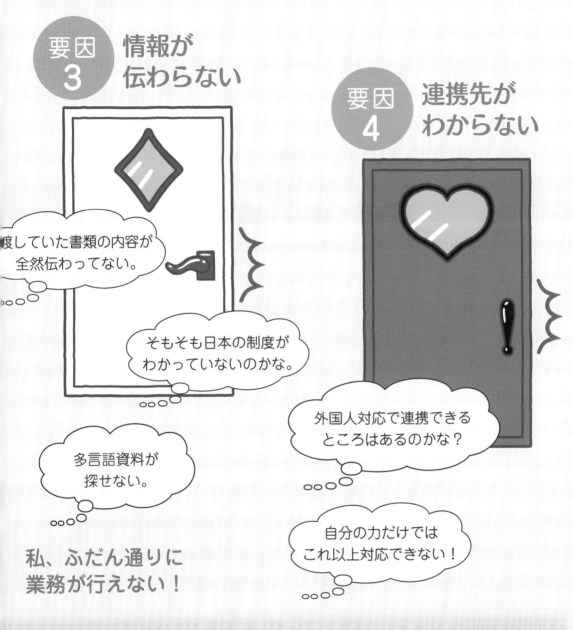

要因 3 情報が伝わらない

度していた書類の内容が
全然伝わってない。

そもそも日本の制度が
わかっていないのかな。

多言語資料が
探せない。

私、ふだん通りに
業務が行えない！

要因 4 連携先がわからない

外国人対応で連携できる
ところはあるのかな？

自分の力だけでは
これ以上対応できない！

でも、安心してくださいね。
このドアが開くカギはちゃんとあるんですよ。
「言葉 🗝」「文化 🗝」「情報 🗝」「連携 🗝」をキーワード
にみていきましょう。それぞれの職場ごとに紹介し
ていきますね。

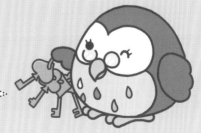

産婦人科で困っていることはなに?

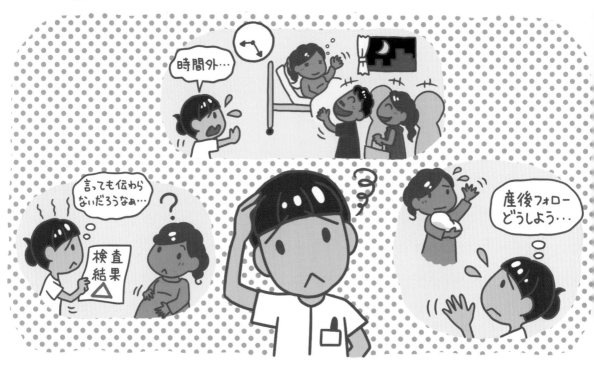

こんにちは。私は産婦人科で助産師をしています。

私が働く産婦人科では、妊婦さんの1割が外国人で日本語を理解できない人も多いです。助産師として伝えなくてはならないことは多いけれど、私は外国語もできないし、どう伝えていいかわかりません。

日本語ができるご家族を頼ってしまうこともありますが、出産の経過や産後の保健指導など細かい部分が本人にきちんと伝わっているのか・・・。予約した妊婦健診に来ない人、妊娠糖尿病のリスクがあるのに体重増加を気にする様子もない人もいて心配です。

出産後に時間を問わずたくさんの親戚や友人が面会に来てしまうなど、入院のルールが伝わらなかったり、退院した後、子育てがうまくいっているか気になることもあります。

外国人住民は、実はこんな気持ちのようです。

母国では、分娩予約や妊婦健診が少ないんです。

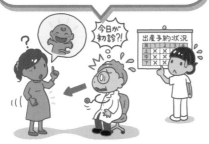

お腹が大きくなってから病院に行ったら驚かれました。でも、母国では妊娠初期に分娩予約をして、定期的に健診を受けて出産に備えることは珍しいのです。日本では妊婦健診が14回もあって驚きました。

 妊婦健診の回数の基準は国によって様々。WHO(世界保健機関)は妊婦健診を8回行うよう推奨してるが、(その国の医療事情などにより)実施できていない国や地域も多いのが現状である。

国の母は2人分食べなさいって言ってるの。

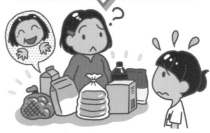

初めての妊娠だから祖国にいる母と毎日連絡しています。母は2人分食べなさいって言ってくるし、いろいろなもの送ってきてくれます。でも、病院では体重増えすぎと注意される。なんで親の言うこと聞いたらだめなのでしょうか?

 妊娠糖尿病等の予防のために、日本では栄養指導と体重管理を丁寧に行っているが、国によっては栄養不足のために、「妊婦は栄養のあるものを食べたほうがよい」という考え方がまだ主流のところがある。

夫に伝えられても… 「破水」なんて言葉知らない。

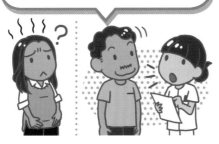

夫の方が日本語ができるので、病院では夫が説明を受けますが、実は理解してないこともあり、私に伝わらないことも多いです。例えば、「破水」。実際、破水したときに、私は尿漏れと思い、恥ずかしくて誰にも言えず、次の日に健診で病院に行って初めて危険な状態とわかりました。

 医療に関わることは、家族や知人の通訳では十分でないこともある。必要に応じて医療通訳を利用すると安心である。まずは妊婦自身に話しかけることを心がける。

言葉がわからないからって、放置? すごく寂しい…

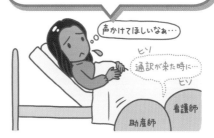

お産で入院している間、私に声をかけるのは通訳か、日本語のわかる家族がいるときだけ。「言葉がわからないからあとで伝えよう」と看護師さん同士が話しているのが聞こえました。日本語が理解できなくてもそれくらいわかりますよ。笑顔で声をかけてほしいです。

 コミュニケーションの65%は非言語コミュニケーション。表情、声のトーン、アイコンタクト、ジェスチャーなどは意思疎通をする際言葉以上に伝わるものがある。まずは笑顔で。

産婦人科　産婦人科への4つのカギ　こん

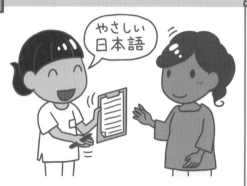

言葉　やさしい日本語と適切な通訳

● やさしい日本語で

日本語が得意でない妊産婦さんと話すときは、笑顔とやさしい日本語で。

例)

初診の場合は保険証を提出の上、問診票に記入し診察をお待ちください。

↓（やさしい日本語に変換）

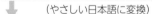

初めてですか？（この）カードはありますか？
（保健証を見せる）　質問があります。
（多言語問診票を見せる）　これを書いてください。
（そして）　持ってきてください。
（それから、）医者がみます。　待っていてください。

● 「ともだち通訳」の限界

家族や友人・知人の通訳では、誤訳や伝達漏れなどの可能性もある。必要に応じて医療通訳との使い分けを考えるとよい。（→38ページ）

● 医療通訳

初期の助産師指導など、大切な情報の聞き取りや伝達には、医療通訳を使うとよい。通訳派遣のほか、タブレット通訳などのサービスもある。翻訳アプリも場面によっては有効。（→38ページ）

文化　国が変わればお産も変わる

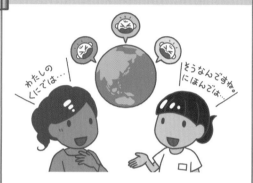

● 助産師指導で情報交換

初期の助産師指導で妊婦さんのことはもちろん、母国のお産や子育ての文化を聞き取ることを大切にする。日本とは違う場合は、日本では（病院では）どのようにするかを伝えられるとよい。

● 各国のお産について学ぶ

各国のお産については、書籍やウエブなどに情報があるため、事前に学んでおくと妊産婦さんとのコミュニケーションがスムーズ。（→38ページ）

帝王切開を希望したり、2人分食べたりと出身国によっては日本の常識とは違うこともあるが、母国の文化では常識ということもある。詳しくは「外国人ママが日本で安心して出産するために」を参照するとよい。（→35ページ）

● 家族がたくさん来るのも想定内

産後に病室に大勢の家族がやってきて遅くまでいることがあるかもしれないが、それが通例の国もある。入院のルールを事前にわかりやすく伝えるとトラブルを減らせる。

工夫ができるかも！

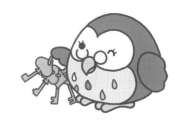

情報

アイディア次第で 情報は伝わる

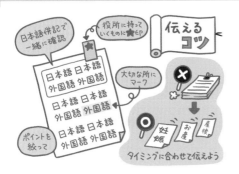

● **多言語資料を使う**

必要に応じて資料を多言語化しておくとよい。その際日本語も併記しておくと一緒に確認しやすい。また、国や自治体などが公開している多言語資料もあるのでうまく活用しよう。（→34-38ページ）

● **実物や写真で伝える**

入院に必要なものや買いそろえる必要のあるものは、実物や写真で伝える。買えるお店も伝えるとさらによい。

● **大事な部分にマーカーやふせん**

資料は最小限に絞り、かならず知ってほしい内容はマーカーなどで強調する、提出物にはふせんをつけるなど工夫するとわかりやすい。特に出生届は「病院からもらった用紙」を「14日以内」に「あなたの住んでいる役所へ提出」する、と明示しておくとよい。

● **外国人妊婦教室をやってみよう**

妊婦教室は通訳を交えて外国人向けに行うと効果的。12-13ページの外国人妊婦教室を参考に、規模や方法は人数によって工夫ができる。

連携

産後のつなぎは もう一歩寄り添って

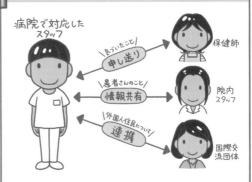

● **保健師との連携**

外国人の妊産婦さんとの関わりの中で、言葉の問題や孤立の可能性を少しでも感じたら、役所に申し送りをしておくとよい。気になることがあったら小さなことでも伝えておくと、その後の支援につながりやすい。

● **院内の情報共有、研修機会**

外国出身の妊産婦さんから聞き取ったことは院内で共有をしておくとよい。また、地域の国際交流団体などと連携して外国人住民の背景を学ぶ研修の機会を設けることで、より安心して対応ができる。

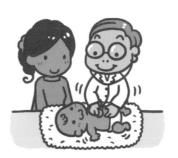

こんな取り組みやっています！

病院で外国人妊婦教室

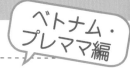
ベトナム・プレママ編

きっかけは…

助産師

助産師からの相談

うちの病院の周りは最近、特に新規来日のベトナム人妊婦さんが増加しています。妊娠糖尿病の傾向がある方が多いです。

日本語があまりできず、私たちは母国のお産や子育ての常識がわからないのでどう対応したらよいのかわかりません。通訳はいるのですが、限られた時間なので入院中の情報伝達に限界があります。

病院と国際交流団体
との連携

↓

事前にやったこと

国際交流団体
職員

① 職員研修

神奈川県の外国人住民の現状とベトナムでの妊娠・子育てについて研修会を開きました。

院内の助産師・看護師・産科医・小児科医が二十数名参加し、出産や子育ての文化による相違点などを具体的に確認できました。

②妊婦教室の内容検討

従来の妊婦教室を外国人妊婦向けにどう変更すればわかりやすく伝わるかを、助産師、自治体の保健師、国際交流団体で検討しました。情報量をできるだけ絞り、ベトナム語と日本語併記でプレゼンテーションのスライド資料を作成しました。

妊婦教室の当日は

内容

1. 妊娠中の食事のポイント
2. 妊娠糖尿病を解消＆予防
3. お産のしくみ
4. 入院の時期
5. 入院の時の連絡の仕方
6. 地域の保健師さんはどんなこ
   する人？
7. 相談先の確認
8. 質問タイム
9. 病棟見学

入院連絡の日本語を
みんなで練習

もしもし、市立病院です。
どうされましたか？

わたしはにんぷです。
じんつうがきました。
なまえは XXXXXX です。
しんさつけんばんごうは
XXXX です。

リラックスした雰囲気で
通訳を交えた質問タイム

不安だから家族も
一緒に病院に
泊まっていい？

陣痛時どうやって病院に来る？と質問すると

自分で運転して
行きます！

実施病院：大和市立病院（神奈川県大和市）　協力：大和市役所こども部 すくすく子育て課、公益財団法人 大和市国際化協

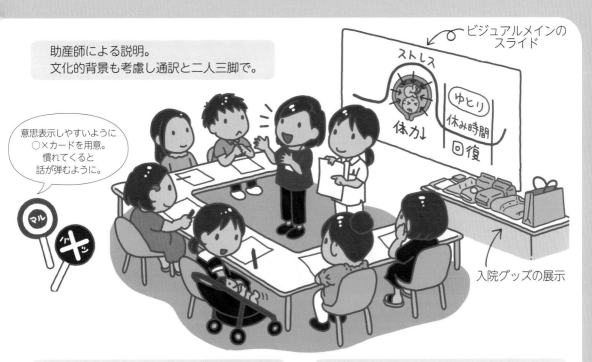

助産師による説明。
文化的背景も考慮し通訳と二人三脚で。

意思表示しやすいように
○×カードを用意。
慣れてくると
話が弾むように。

自治体の保健師が、母子訪問の動画・子育て
チャート（→34、36-37ページ）をみせながら
産後の流れを説明。

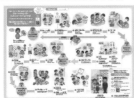

産前も産後もベトナム語での相談ができ
る場所があることを確認。妊婦さんたち
も安心の表情。

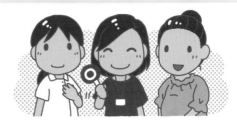

病棟見学で具体的にイメージをもてるように。

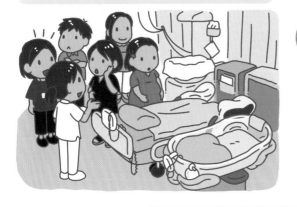

次のステップへ 〜つなぎ先〜

市役所の保健師と市の国際化協会
も同席することで、地域での連携
体制が強化され、気になっていた
産後も支援がつながりました。

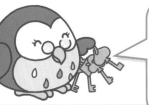

やってみるならここがポイント！

① 病院内だけでなく、自治体や地域の国際交流団体などと連携する。

② 内容は、わかりやすく、最低限おさえたいポイントに絞る。

③ 日本と出身国の両国の事情がわかる通訳に協力してもらう。

母子保健

母子保健担当が困っていることはなに?

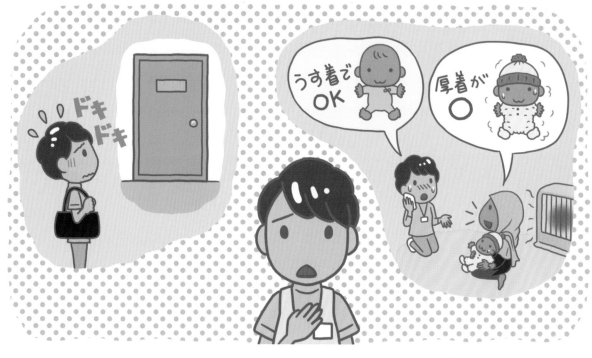

私は母子保健担当の保健師です。

最近私の担当地域では外国人の出産が増えています。保健師として子育てに関する情報を伝えたり、ママの困っていることを聞きたいのですが、細かい部分のやりとりができません。例えば母子手帳を渡しても、その活用方法についてうまく伝えられません。

事前に連絡がとれないので、約束なしでお宅を訪問することもあります。自分の肩書きや訪問の目的をうまく伝えられず不審がられたこともあります。室内なのに赤ちゃんに厚着をさせていたり、衣服の調整や栄養面、衛生面の考え方にも文化の違いを感じています。

また、子育てで疲れているのかなというママもいて、見守りを続けたいのですが、乳幼児健診さえも来ないなど、なかなか関わりが難しいです。

外国人住民は、実はこんな気持ちのようです。

役所からの手紙は全部日本語。たくさんあるし、どれが大切？

子どもが生まれてから役所から日本語の書類がよく届きます。日本語が読めないので内容がわからず、あとから大切な書類だったとわかったりします。

 外国人でもわかるように、多言語で「重要」のスタンプを封筒に押している役所もある。封筒の表で大切な書類というのがわかるとよい。

母子手帳母国にないです。でも、大切なんですね！

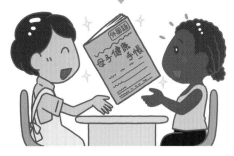

母子手帳がなんだかわかりませんでしたが、母になる私と、これから生まれてくる子どもにとって、大切なものだとわかりました。保健師さんの面談もあり私は外国語母子手帳をもらえたのがとてもうれしかったです。

 外国語母子健康手帳は日本語併記なので、外国人も支援者もどちらも記録の内容が理解ができて便利。（→38ページ）

役所の人が家の中まで入ってきたので、びっくりした。

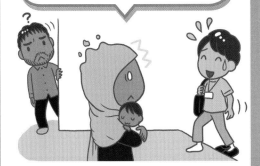

日本に来て初めて役所の人が家に上がってきました。これが母子訪問だったのですね。こんな社会サービスがあるなんて知らなかったから、私も夫もとてもびっくりしました。

 母子保健のサービスは国によってまちまちです。乳幼児家庭全戸訪問事業はどのようなものか、多言語動画で、事前に伝えておくとよい。（→34ページ）

健診に行ってみたものの説明がわからなかった。

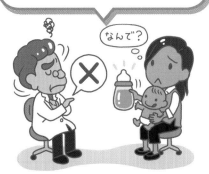

なんで？

子どもの健診のとき、哺乳瓶にオレンジジュースを入れていたらびっくりした顔で手で×を作って「ダメ」と言われました。ジュースはビタミンCが豊富でよいと思ったのに、なんでダメか知りたかったです。

 むし歯や肥満の原因になるからという理由を、やさしい日本語で絵などを交えて説明できると安心する。

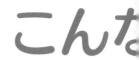
♠ 言葉	♣ 文化
まずは日本語で、笑顔を大切に	**相手の文化を学ばせてという姿勢で**

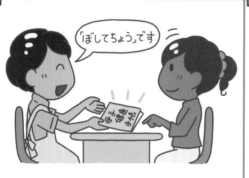

「ぼしてちょうです」

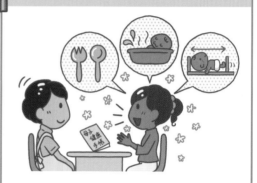

● 非言語コミュニケーションが大事

妊娠期から子育て期までの切れ目ない支援のため、まずは妊産婦さんとの信頼関係を築くのが外国人の場合も最も重要。笑顔や手ぶり・身ぶりだけでも伝わるものがある。

● やさしい日本語 (→35ページ)

例)

> 妊婦健診の補助券は、産婦人科受診後会計時に必要事項を記入して渡してください。費用の一部が補助されます。

（やさしい日本語に変換）

> (見せながら)これは　補助券(ほじょけん)です。おなかの　赤ちゃんを　みてもらったあと、おかねを　はらうときに　つかいます。なまえ・住所などを　かいて　わたします。補助券の　おかねより病院に　はらう　おかねが　おおいときは、のこりを　あなたが　はらいます。

● 外国人対応窓口などを活用

通訳や多言語対応が必要な場合は、県や市町村の国際交流協会などが運営している外国人相談窓口や通訳システムを活用するとよい。
(→38ページ)
神奈川県では、「多言語ナビかながわ」で簡単な電話通訳や相談対応を行っている。
(→35ページ)

● 母子手帳交付時に情報把握

母子手帳交付時の面談で、外国人妊婦さんにはその国の文化を学ばせてという姿勢で丁寧に聞き取りをしてみるとよい。
言語の問題があれば、通訳者などをいれて聞き取ることが望ましい。
聞き取った内容は部署内で共有しておくと、次に対応する際にスムーズである。

● 日本の基準に当てはまらないことも

食や衛生に関する考え方は、文化や習慣、宗教によっても差が大きく、日本で常識とされていることとは異なる場合もある。
まず、相手の話をよく聞き、日本の場合はどうかということを伝える。指導一辺倒ではなく、妥協点を見つけるとよい。
体格の違いから成長曲線など、日本の基準に当てはまらない場合もあるが、その際は、WHOなど世界基準を確認して使うのもよい。

> WHO Child growth standards 🔍

工夫ができるかも！

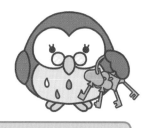

情報

コミュニケーションの お供にツール活用

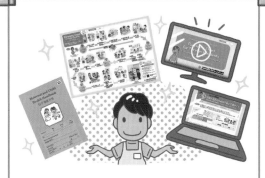

●外国語母子手帳
母子手帳は妊娠期から長期にわたって使用し、重要な情報が集約されているので、外国人住民にはできるだけ外国語母子手帳を交付するとよい。外国語と日本語併記なので、言葉の誤解やデータの見落としも減らすことができる。(→38ページ)

●子育てチャート、動画
日本人にとっては当たり前の制度や子育ての流れも、外国出身者にとっては想像もできない場合がある。早い段階で日本の子育ての流れを「子育てチャート」(→36-37ページ)で伝えるほか、文字だけではわからないことは「動画：日本の子育て」(→34ページ)を見せ、イメージを共有しておくとよい。

●多言語資料の活用
外国人住民とのコミュニケーションに役立つ資料は「外国人住民のための子育て支援サイト」に掲載している(→34ページ)。「産前・産後確認シート」や「訪問員用コミュニケーションツール」(→35ページ)など日本語併記の多言語資料があるので、必要に応じて指し示しながら使うとよい。

つなぎ役としての 役割を担おう！

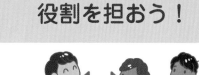

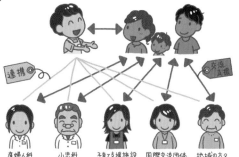

産婦人科　小児科　子育て支援施設　国際交流団体　地域の方々

●ネットワークの中心として
外国人住民の妊娠・出産から子育てまで、関わる支援者は多いが、さまざまな支援者をつなげることができるのは保健師ならでは。産婦人科・小児科や子育て支援関係者との連携に加え、国際交流団体や日本語学習支援者などとも連携して外国人住民対応に備えておくと心強い。役所内においても、連携ができるようにしておく。

●ないものは作ってみよう！
外国人住民が今まで多くなかった地域に急増しているケースは全国でみられる。今までないものは、ほかの支援者を巻き込みながら作っていくことも可能。
多文化・多言語対応に困ったらこのガイドブックにあるいくつかの事例(12-13、20-21、26-27、30-31ページ)を参考にし、地域の国際交流団体と連携ができるとよい。

母子保健 ベテラン 保健師カワイさん

カワイさんは外国人が多く居住する地域の保健師さんです。長年の経験から外国人
対応で工夫を蓄積しています。

※このコツは実在の母子保健担当の方々の話に基いて作成したものです。

1 多言語プレート・母国語のフレーズ

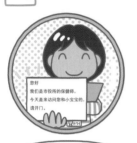

母子訪問の際に自己紹介と訪問目的を記したプレート※を多言語で用意しています。インターフォン越しでも、誰が来たのかがわかるようにするためです。

また母国語で「赤ちゃん」を何というか聞き、それを時々使うと場が和むのでおすすめ。あいさつの言葉も教えてもらい、帰りに「またね」というと、喜んでくれますよ。

※35ページの「訪問員用コミュニケーションツール」が参考になります。

2 母国の子育

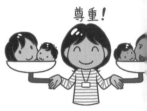
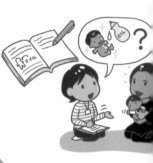

尊重！

4 通訳を効果的に活用

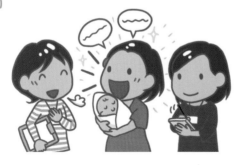

「やさしい日本語」で対応していても今ひとつコミュニケーションが取れない場合は、通訳を手配しています。(→38ページ)
通訳を交えて母語で話すと、ママがいきいきして、私との関係も近くなることも！
通訳任せでなく、あくまでもママとのコミュニケーションをとる意識は常に変わらずに持つことが大切です。

5 受け

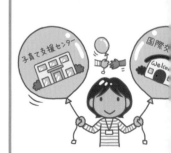

⃝多文化対応6つのコツ！

！ネタ帳を作る！

⃝の子育てのしかたを尊重
⃝す。そのうえで、押し付
⃝ならないように、「日本の
⃝方だとこうですよ」と紹
⃝ています。

⃝ったやり方は、国別にネ
⃝に記載し、それを別の同
⃝に会ったときに確かめた
⃝ています。

⃝ば、ネパールでは赤ちゃ
⃝沐浴の代わりにオイルを
⃝ことなどが私のネタ帳に
⃝いてあります。

⟨3⟩ 家族のエピソードを覚えておく

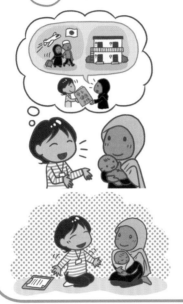

母子手帳交付時など、一番初めに関わったときから聞き取った来日経緯などのエピソードは覚えておきます。子どもが成長する中で共有できるようにしておくと、信頼関係が増します。

訪問時も、明るい雰囲気を大切にし、「不安だったらまた来るよ」「いつでも役所に話しに来てね」という雰囲気を作ります。1回きり感をださないのがポイント！

⃝ておく

⃝娠中や子育てしている外
⃝住民が利用できるつな
⃝先を地域に探し、関係を
⃝ておくと、あとで「助かっ
⃝ということが多いです。
⃝なぎ先は子育て支援施設
⃝国際交流団体、同国人のお
⃝などもよいです。私たちに
⃝きることはつなげること
⃝に思います。

⟨6⟩ 「みんな市民」という意識で！

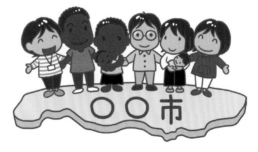

どこの国から来た人も、「みんな市民」という意識で取り組めば、あまり難しいことはないと思っています。
外国人住民が増えれば増えるほど、いつも通りの対応が大切になってきます。

協力：横浜市中区福祉保健センター、綾瀬市役所健康づくり推進課

母子保健 こんな取り組みやっています！

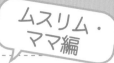
ムスリム・ママ編

「栄養＆健康」ワークショップ

きっかけは

保健師さんからの相談

出産・子育てするイスラム系住民が増えています
が、日本語ができないことに加え、宗教や慣習上、
女性が1人で外出しにくいことから孤立しがちです。
自治体では、乳幼児健診などで子どものむし歯や
太り過ぎなどが気になっても、保護者にどう働き
かけたらいいかわかりませんでした。

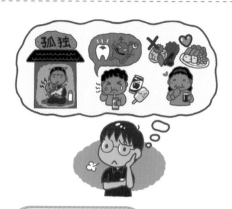

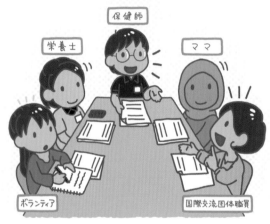

まず作戦会議

保健師や栄養士、地域ボランティア、国際交流団体、
日本語ができるムスリム・ママが集まって話し合い、
ムスリム・ママ対象のワークショップをすることに。
男性が送迎しやすい日時・場所で、女性限定、無料、
通訳・保育つき、ハラール対応と、安心して参加で
きる環境をととのえました。

広報

ラマダーン明けのお祭り「イード」が開かれると聞
き、モスクにてチラシを配布。英語ができる人が多
いことからチラシは英語で作成し、受付窓口は電
話・メール・SNS経由と多様にしたところ、無料通
話アプリの利用者が多いことがわかりました。

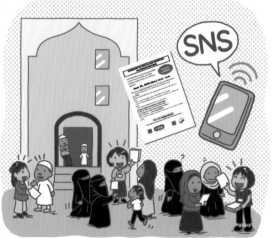

キーワード
ムスリム：イスラム教徒のこと。イスラム教徒の女性はムスリマともいう。
ラマダーン：イスラム暦9月の断食月のこと。日の出から日没まで飲食を控える。
　　　　　　　妊産婦や乳幼児、高齢・病弱な人は免除される。
ハラール：イスラム教の戒律で「許された」もの・ことを示す。反対に禁じられたもの・ことは「ハラム」。
イード：ラマダーン明けのお祭り。家族・知人で集い、神に感謝をささげてお祝いをする。
モスク：イスラム教の寺院。

実施自治体：神奈川県綾瀬市（綾瀬市役所健康づくり推進課）　協力：Ayase Muslima Women's Organization

教材等

日本語がわからなくても視覚的に理解しやすいように、自治体の保健指導教材のほか、清涼飲料水とそこに含まれる砂糖の量や1日の必要摂取量の野菜の実物などを用意。ハラール対応の調味料をイスラムショップで調達し、保育ボランティアも確保しました。

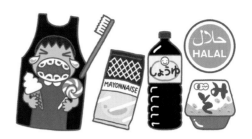

ワークショップ当日は

1 測定器を使ってセルフ健康チェック！

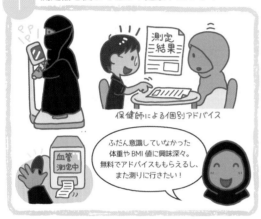

保健師による個別アドバイス

ふだん意識していなかった体重やBMI値に興味深々。無料でアドバイスももらえるし、また測りに行きたい！

2 親子の健康的な食生活を栄養士がアドバイス。

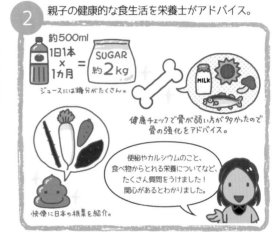

ジュースには糖分がたくさん。

健康チェックで骨が弱い方が多かったので骨の強化をアドバイス。

便秘やカルシウムのこと、食べ物からとれる栄養についてなど、たくさん質問をうけました！関心があるとわかりました。

快便に日本の根菜を紹介。

3 身体を動かして日頃の運動不足を解消しよう。

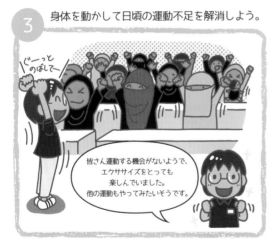

皆さん運動する機会がないようで、エクササイズをとっても楽しんでいました。他の運動もやってみたいそうです。

4 おにぎり握って、野菜たっぷりの和食を味わおう！

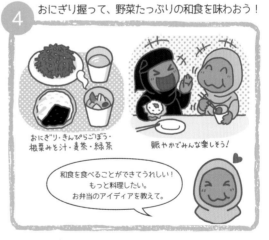

おにぎり・きんぴらごぼう・根菜みそ汁・麦茶・緑茶

賑やかでみんな楽しそう！

和食を食べることができてうれしい！もっと料理したい。お弁当のアイディアを教えて。

この結果…

- 保健師・栄養士と顔見知りになり相談できるようになった！
- 地域ボランティアが女性のための日本語教室を開設！

やってみるならここがポイント！

① 外国人コミュニティの特徴と困っていることを把握する。
② キーパーソン（外国人・地域の支援者）とつながる・協力する。
③ 楽しく、わかりやすく、関係づくりのきっかけをつくる。

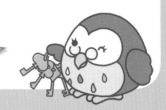

小児科

小児科で困っていることはなに？

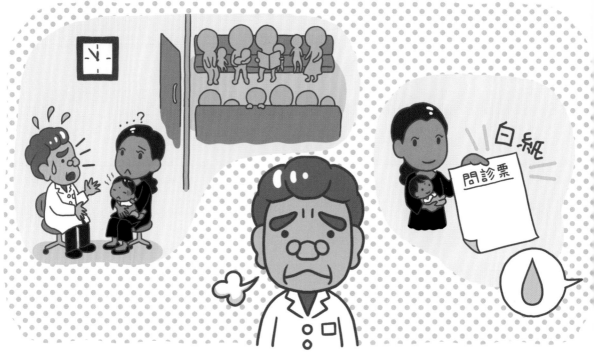

私は地域の小児科クリニックの医師です。

つい数年ほど前から近所に外国人が多く住むようになりました。

開院当時は想像したこともなかったけれど、数年前から徐々に外国人患者が増え始めて、このところは毎日何人かは外国人の受診があります。

もともとうちのクリニックは待ち時間が長くなりがちなうえに、日本語の不自由な外国人住民に対応していると、さらに時間がかかってしまいます。相手が外国人なので私もできるだけ英語で説明しようと努めていますが、診断が伝わったかどうかわからないし、どうしたらよいものか。役所の乳幼児健診も一部担っていますが、問診票も白紙で持ってこられるので困ってしまいます。

外国人住民は、実はこんな気持ちのようです。

母国では小児科医はいつでも何でも聞ける人なのです。

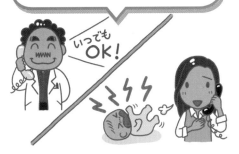

母国では、地域の小児科医といえば、何かあったときに先生の電話番号にいつでも気軽に電話しても大丈夫な存在です。
日本は小児科に行ったときのその診療時間しか質問できないから、勝手が違うので戸惑います。

国によって小児科医と患者の関わり方が違う。このように、小児科医は気軽に相談できる相手という場合もあれば、ホームドクターが小児も含めて診る場合なども。各国の医療事情は異なるため、確認しておくと相互理解に役立つ。（→38ページ）

私は英語わからないです。

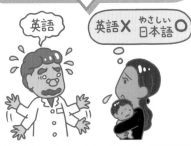

私が外国人だからか、小児科の先生が英語で話してくれますが、実は英語がわからないです。日本に住んでいるので日本語のほうが英語よりはまだわかります。「やさしい日本語」で話してくれたらもっとわかると思います。

日本にいる外国人住民には、外国語＝英語では成り立たないことも多い。たとえ公用語が英語の国の出身者であっても、個人の背景（宗教・民族・学歴等）によっては英語はできないということもあるため、常に確認が必要。

言葉の問題で小児科に断られた。

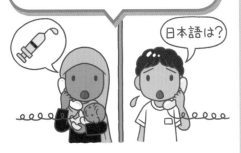

役所からもらったリストにのっている家の近くの小児科に電話したら、日本語ができないからという理由で受診を断られてしまいました。かわりにどこに行けばいいのですか。結局まだ予防接種を一度も受けずにいます。

診察できないと判断する前に、多言語情報（多言語医療問診票・予防接種予診票）（→35、38ページ）などを活用してみては？それでも難しい場合は、役所の保健師に相談を。

日本語教室の先生が一緒に行ってくれた。

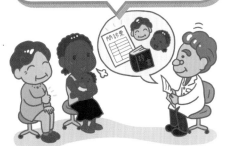

日本語が不安なので小児科に行くのをためらっていたけれど、地域の日本語学習支援者の方が同伴してくれました。問診票の単語や症状のことを事前に調べてくれたので、時間をたくさんとることもなく安心して受診できました。

通訳でなくても、やさしい日本語で寄り添ってくれる人がいるとスムーズに受診ができる。国際交流団体などと連携し、地域で日本語を学べる場や外国人が集まる場所の情報を提供できると、手助けしてくれる人とうまくつながれる可能性がある。

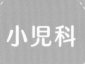

かかりつけ医が
いると安心

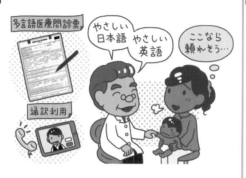

● かかりつけ医として安心感を

外国人住民もかかりつけ医を必要としている。安心感を与えられるような対応を心がける。例えば、多言語医療問診票（→35ページ）を受付に準備しておけば、日本語ができない外国人住民が来院したときも、初診の際に短時間で症状を確認することができる。

● やさしい日本語とやさしい英語

受付から診療まで、「やさしい日本語」を基本にすえる。（→10、16、35ページ）
英語での対応がOKな場合でも、母語が英語でない人は実は十分理解していないこともある。専門用語をわかりやすく言い換えた「やさしい英語」を話すことも大切。

例） obesity(肥満)　hypertension（高血圧）
↓ （やさしい日本語に変換） ↓
overweight　high blood pressure

● 必要に応じて通訳も

厳密なやりとりが必要な場面では、医療通訳サービスを使うとよい。最近は電話通訳やタブレット通訳など医療現場で活用できるさまざまな通訳サービスが出てきている。（→38ページ）

お互いの妥協点を
見つける

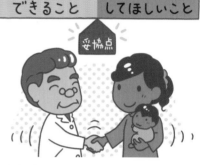

● 小児科医の役割や期待されていることは国によって異なる

国によって医療のあり方や医師の役割は異なるが、外国人患者が母国の診療スタイルを期待している場合がある。例えば、「薬をたくさん出してほしい」「点滴をしてほしい」「医師の携帯番号を教えてほしい」など。それは出身国ではごく普通なことかもしれない。文化や制度の違いとして理解したうえで、自分ができる役割を明確に伝え、妥協点を見つける。

● 診療方針は信頼関係とともに

外国人住民の患者とも信頼関係を築きながら、自分の診療方針を伝えていく。また、日本の医療制度などを理解していない場合は、保健師などと一緒に、26ページのようなセミナーを地域で開催し、日本での医療を知ってもらう機会をつくるのも効果的。

に夫ができるかも！

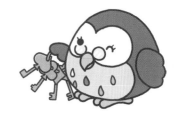

 情報

多言語情報を
うまく活用しよう

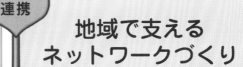 **連携**

地域で支える
ネットワークづくり

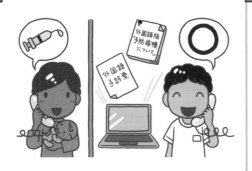

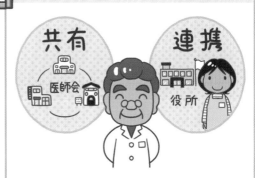

● **予防接種などは多言語情報を**

日本の予防接種の情報は多言語での説明から予診票まで「予防接種リサーチセンター」のホームページからダウンロードが可能。また薬剤の情報なども外国語で確認できるので資料をうまく活用するとよい。(→38ページ)

● **世界の医療事情を知る**

世界の医療事情や予防接種など、出身国の情報も得ておくと、外国人住民との相互理解に役立つ。外務省がまとめている世界の医療事情も参考になる。(→38ページ)

● **医師会・学会での情報共有と連携**

外国人住民の対応については、地域の医師会内で情報共有をしておくとよい。その際は、使い勝手のよい多言語資料や、ほかの医師の外国人対応方法などを確認しておくと受け入れしやすくなる。学会などでも、情報共有ができる機会があるとよい。

● **保健師との連携**

どの地区に外国人住民が増加しているかなどの情報は、役所の保健師が把握している場合も多い。常に連携をして、気になる点があれば、必要なサポート体制を作っていくのがよい。

外国につながる子どもの予防接種

　日本と母国を行き来しているお子さんは、予防接種の記録がなかったり、あっても外国語でわかりにくいなど、これまでにどんなワクチンを何回接種しているか、把握が難しいことが大きな課題です。

　接種の途中で転入したお子さんがいたら、まずは保健所に行くようにご案内ください。保健所では、それまでの接種記録を提示すれば、不足分の予診票(接種券)について相談もできます。自治体によっては、接種対象年齢を超えても公費で接種できる場合があります。

　接種間隔が規定より長く開いてしまった場合でも、はじめからやり直す必要はなく、その時点からの必要回数を確実に済ませることが大切です。生ワクチン、特に麻しん・風しんについては、接種歴が不明の場合は、免疫の有無を確認せずに接種しても問題ないと考えられています。

岩田 眞美　横浜市中区福祉保健センター　センター長

こんな取り組みやっています！

地域連携編

「お医者さんかかり方セミナー」

きっかけは…　外国出身ママの悩み

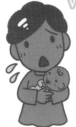

子どもの病院のかかり方がわからないです。
かかりつけ医ってどう探すの？
緊急の時はどうしたらいいの？
わからないから動けない…

子どもの病院選びやかかり方は、国籍にかかわらず多くのママたちに共通する悩みです。

外国出身ママ

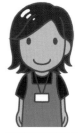

子育て支援拠点
（相談員）

セミナーを実施

　横浜市内の地域子育て支援拠点と市の国際交流協会の共催で、市医療局の保健師を迎えて通訳付きの病院のかかり方セミナーを開催しました。

　集まったのは、市内各地から、ドイツ、ネパール、インド、フランス、中国、アメリカ、ペルー、日本出身の皆さんです。

内容

- かかりつけ医を持ちましょう
- どんな時に病院にいくか
- 夜間診療や救急について

①保健師からのおはなし

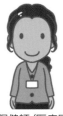

外国出身の皆さんが育児で不安なことのひとつに、「子どもの急な病気への対応」があります。日頃から、日本の病院のシステム、かかり方のポイントを知っておくと、いざという時あわてなくて済みます。
困ったとき、相談し合える仲間がいるともっと安心ですね！

保健師（医療局）

いそいで病院にいかなければならないかどうか、
子どもの様子をよくみて決めます。（横浜市医療局リーフレットより）

- □　顔色がとても悪い、そして唇の色がむらさき色。
- □　何をいっているかわからない、へんなことをする。
- □　ぐったりとして元気がない。顔つきもちがう。
- □　半日以上水など飲み物をのんでいない。
- □　ぼんやりしている。うとうとしてすぐにねてしまう。
- □　おしっこが半日以上でていない。

このなかの１つに ☑ がついたときはすぐにかかりつけ医か緊急医療機関に行ってください。

主催：横浜市西区地域子育て支援拠点「スマイル・ポート」、公益財団法人 横浜市国際交流協会（YOKE）

②国際交流協会からのおはなし

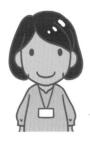

市の通訳システム、県の医療通訳システムが利用できます。
「多言語医療問診票」は自分の言語の問診票をウエブサイトから印刷して使用することができます。
119番も多言語対応しているのを皆さんご存じですか？
もしわからなかったら市の国際交流協会の多言語相談窓口にお電話ください。

③先輩ママからの体験談

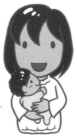

子どもの病院については日本人の私でもわからないことが多く不安がいっぱいでした。

自分の国の病院のかかり方と日本では本当に違うと実感しました。

日本人ママ　　先輩外国人ママ

配付資料

多言語リーフレット
「子どもが きゅうに病気になったときの病院のかかり方[簡易版]」

言語：やさしい日本語、英語、中国語簡体字、ハングル、タガログ語、ポルトガル語、スペイン語（7言語）

発行：横浜市医療局

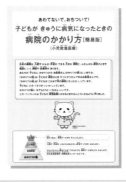

http://www.city.
yokohama.lg.jp/iryo/

このセミナーでは英語、中国語、韓国・朝鮮語、ネパール語の通訳がスタンバイしました。

通訳

セミナー後

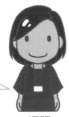

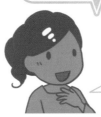

このセミナーを通し、日本での小児科のかかり方を学ぶことができました。

外国出身ママ

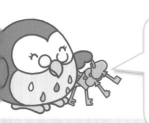

やってみるならここがポイント！

① 医療・母子保健関係者と国際交流団体などが連携する。
② 企画の段階で外国人住民の困りごとを十分に把握する。
③ 子連れで参加しやすい環境で行う。（子育て支援拠点など）

地域の方々の働きか

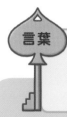

地域

地域には、子育て中の住民向けに活動しているさまざまな役割の方がいます。
民生委員・児童委員は、地域に住む親子のためにときには見守りも行います。
子育て支援センター（拠点）は子育て世代がいつでも来られるように準備したり
自治会やご近所さんは日常の関係はもちろん、いざというときは助け合う仲間です
そこに、外国人住民が入ってきたとき、あなたの地域ではどうしていますか？

言葉
顔の見える関係づくりから

文化
文化を学び、お互いを知る

文化交流はみんなが楽しい
外国人ファミリーによる母国料理の紹介や、浴衣着付け教室、もちつきなどの文化体験型イベントは、お互いの文化を理解し交流のきっかけに最適。

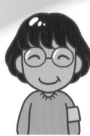

民生委員・
児童委員

言葉がなくても顔見知りになれる

外国人にはつい身構えがちだが、言葉がわからなくてもまず笑顔で接してみよう。

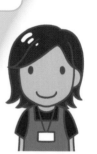

子育て支援センター・
拠点

話すときはやさしい日本語で

ゆっくり、はっきり話す。一文は短く、相手の反応をみながら話し、何回も言葉を言い換える、を意識すると伝わりやすい。

地域

外国に縁ある日本人ママが架け橋

海外滞在経験がある、国際結婚をしている、海外と仕事している、その国に興味があるなど、地域にはいろんなママがいる。外国人ママとつなげよう。

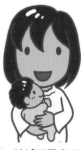

地域で子育て
しているママ

国際交流団体・グループとの連携

地域にあるいろいろな国際交流団体・グループがどんな活動をしているか、言語や文化理解のサポートができるか確認すると、支援の輪もより充実する。

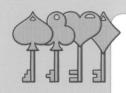

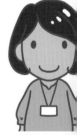

国際交流団体
など

～ベストミックスが大切！～

今まで関わりのなかった方々が横につながることにより、外国人住民の子育て支援の大きな力になります。複数の組み合わせにより、よい解決策を得るベストミックスの考え方で、国際交流団体、日本語学習支援者、外国人コミュニティ等と一緒に地域の子育て支援を行っていきませんか？

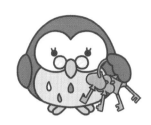

情報 情報の橋わたし役を

連携 つながりネットワーク

自治会・ご近所

役所の多言語情報をまずリサーチ

まず役所や国際交流団体の印刷物・ネット情報を洗い出し、外国人保護者に渡せるものがないか探してみよう。
外国人住民のための子育て支援サイトの情報もチェック。(→34ページ)

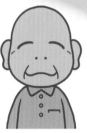

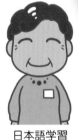

日本語学習
支援者

保育つき日本語教室

外国人保護者も、保育（子どもの見守り）があれば日本語が学べる。日本語学習を通して日本の制度を理解したり、地域に育児仲間ができるなど副産物もいろいろある。

多文化

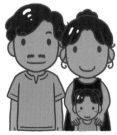

外国人
コミュニティ

外国人コミュニティとの連携

同国人が集まっているコミュニティには、情報通のお店があったり、リーダー的存在がいるもの。日本語が堪能な人がいるかもしれない。その人物を見つけ出すと協働の道が開ける。

ないものは作っていこう！

人とつながり、課題を共有すると、知恵も出てくるもの。外国人住民が増えることで地域も変わってくる。横のつながりで試行錯誤をしてみよう。

地域 こんな取り組みやっています！

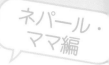
ネパール・ママ編

外国人にアウトリーチ

きっかけは

外国人の中でも、特に増えているのがネパール出身の人々。多くのネパール人家庭で赤ちゃんも生まれています。

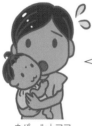

料理店を経営している夫の呼び寄せで来日し、すぐに妊娠・出産しました。日本のことがまだよくわからないし、日本語もできないので、ほとんどの時間は、子どもと2人で家で過ごしています。頼れる人もいないので、なんだか不安です。

ネパール人ママ

しかし、地域の子育て支援拠点などにはネパール人母子の姿はあまり見受けられません。

外国人向けのプログラムは用意しているのだけど外国人住民に情報をうまく伝えられず、あまり利用してもらえないのが残念です。

子育て支援拠点職員

つながってみると

ネパール人コミュニティにいる日本語の堪能なママ、子育て支援拠点の職員、国際交流団体職員が集まり現状を確認し、子育て支援拠点を知ってもらうために、まずコミュニティの集まりに出向いてみるワークショップを企画しました。

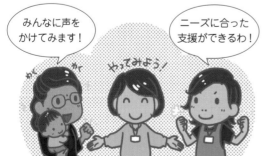

みんなに声をかけてみます！

ニーズに合った支援ができるわ！

ネパール語通訳兼現役ママ

ワークショップは2回

1日目 コミュニテ

まずはネパール人にとってふだんから〔親し〕みのある場所に集合。0〜2歳の子ど〔もと〕ママたちが25組参加し、とってもにぎや〔かに。〕日本での子育てでわからないことが多く〔、特〕に小児科のかかり方や保育園の申し込〔み〕は皆さんわからず、同国人に聞いても解〔決で〕きずに、困っているとのことでした。

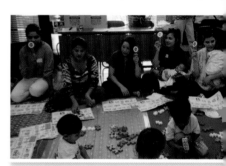

2日目 子育て支援拠

2日目は、いよいよ、初めての子育て支援〔拠点〕へ行ってみました！今まで接点がなか〔った〕日本人親子とも交流し、子育て支援拠点〔で提〕供しているサービスも知ることができまし〔た。〕

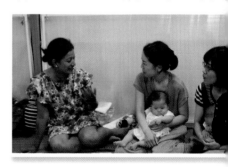

協力：横浜市神奈川区地域子育て支援拠点「かなーちえ」、かながわネパール人コミュニティ、
横浜市西区地域子育て支援拠点「スマイル・ポート」

ろう

児科や保育園のこ
、同国人同士のや
りで正しい情報
わっていなかっ
たい。

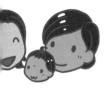
子育て支援拠点職員

てみよう

んなところかわ
ったので、これか
は親子で支援拠点
気軽に行けそう！

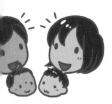
ネパール人ママ

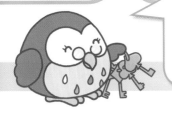

その後は…

子育て支援拠点を通じて地域の方々との協力で行われているさまざまな
プログラムにも参加できるようになりました。

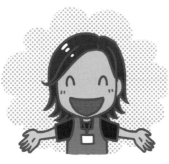

＜セミナー・講座＞
● 保育園・幼稚園について
● 病院のかかり方セミナー
● 保育付き日本語教室　など

ワークショップをきっかけに子育て支援拠点の存在を知り、利用する
ことにより、困ったときに相談ができるようになりました。

子育て支援拠点にはセミナー以来、
多いときは週３回ぐらい通っています。
保育園に入りたいことや、
小児医療証が届かなかったときに
相談したら、アドバイスを
もらえました。

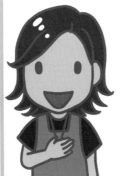

信頼関係

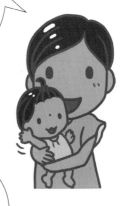

日本語があまりわからなくても、
来てくれるとコミュニケーションが
取れて様子がわかるので、
見守ることができます。

やってみるならここがポイント！

① 増加している外国人住民を把握する。
② 支援者・当事者のキーパーソンで集まり、どんな工夫ができるか
　 話し合う場を設ける。
③ 持続可能な支援が行われるよう、ふだんの支援サービスを
　 一工夫してみる。

4つのカギを上手に使おう!

「言葉」「文化」「情報」「連携」の4つのカギは、
これからますます増えると見込まれる
地域での外国人の出産・子育てにとても役立ちます!
使い方は工夫次第!

4つのカギをつかって
外国人住民を取り残さずに
業務が行えるように!

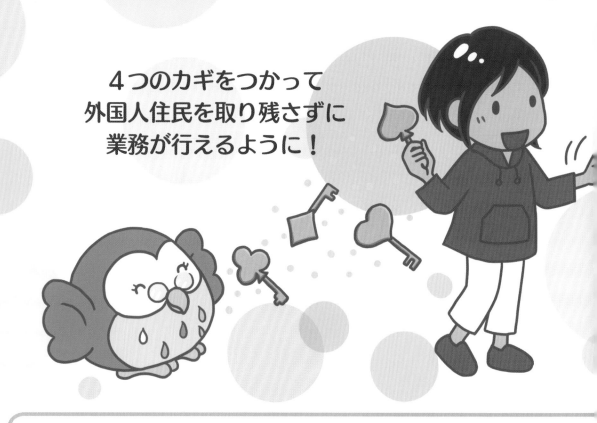

安心して出産できる環境や母子の健康は、誰にとっても、世界のどこにいても、健康
な人生の第一歩を歩みだすためにきちんと守るべきものです。これは国際法の国際
人権規約(1979)や子どもの権利条約(1994)、日本の法律では母子保健法、児童福
祉法にもそう記されています。

日本は今、子育てをする外国人住民が急増している中で、母子保健・子育て現場の従
事者が、言語や文化の異なる外国人への対応に苦慮し、手探りで支援を行っています。

かながわ国際交流財団では外国人住民の子育て支援の重要性に着目し、行政・医療
機関等と連携して事業を展開してきました。本ガイドブックでは、その実践から見

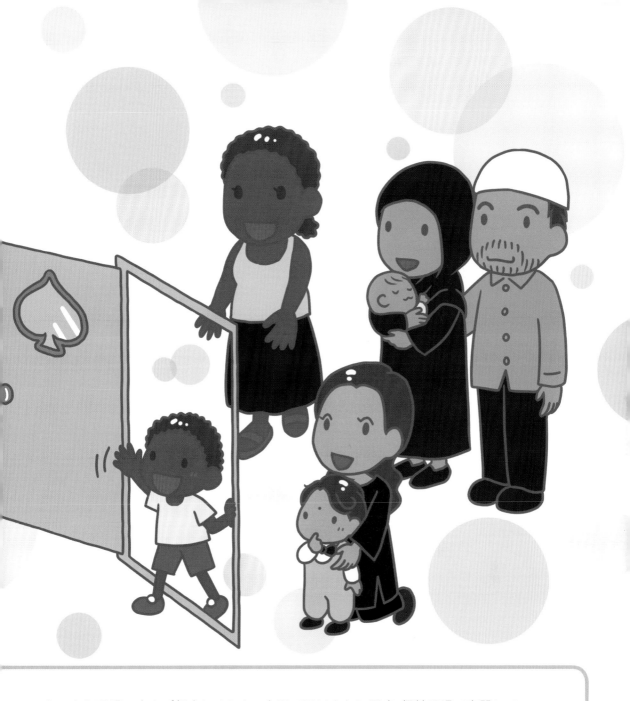

えてきた現場の声をご紹介しました。全国で同じように医療・保健現場で奮闘しておられる方々と共有し、皆さんの実践の手助けになればとの願いでまとめています。

今後ますます増加が見込まれる外国人の子育て支援に際し、できることから少しずつ始めてみませんか?

ここに紹介した「言葉」「文化」「情報」「連携」の4つのカギをヒントに、自分なりの工夫で、自信をもって業務を行うきっかけとしていただければと願っています。

 公益財団法人 **かながわ国際交流財団**
Kanagawa International Foundation

リソース 役立つツール紹介
かながわ国際交流財団発行のツール

外国人住民のための子育て支援サイト

外国人住民の母子保健・子育て支援に関わる方々に便利な情報を「外国人住民のための子育て支援サイト」に集めています。

支援者向け情報は「支援者の方々へ」からアクセスができます。

各言語別は「外国人住民向け」からアクセス。
または次のQRコードからアクセス可能です。

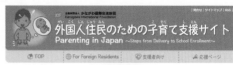

http://www.kifjp.org/child/

中国語	タガログ語	ポルトガル語	スペイン語	ベトナム語	英語	ネパール語

外国人住民のための子育てチャート〜妊娠・出産から小学校入学まで〜

妊娠・出産時から小学校入学までの流れを日本人支援者と外国人保護者が一緒に確認できるよう7言語で作成しました。ウエブ版は上記サイト内に、英語版サンプルは36–37ページに掲載しています。外国人住民への配布に必要な際は、母子保健事業団で取り扱っています。ご活用ください。

http://www.kifjp.org/child/chart

動画『外国人住民のための日本の子育て』

外国人住民に日本の子育ての流れを説明する場合、上記の子育て支援サイトの各言語のページにある、動画『外国人住民のための日本の子育て』をご紹介ください。母子手帳の受け取り方や、母子訪問の内容など、映像と多言語字幕でわかりやすくまとめています。

その **1** **外国人住民のための子育てチャート**
妊娠・出産から小学校入学までの手続きやサービスについての4つのステップをアニメーションで説明（12'37"）

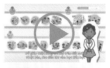

その **2** **母子手帳ってなあに？**
母子手帳の受け取り方や内容について（08'02"）

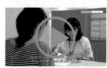

その **3** **母子訪問について**
保健師・助産師による家庭訪問の概要（07'10"）

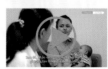

字幕：
●中国語
●タガログ語
●ポルトガル語
●スペイン語
●ベトナム語
●英語
●ネパール語
音声：日本語

多言語医療問診票

www.kifjp.org/medical/

産婦人科・小児科を含め11診療科目の問診票を18言語で用意しています。
無料でダウンロードすることができますので、外国人住民への対応にご利用ください。

©NPO 法人国際交流ハーティ港南台 &（公財）かながわ国際交流財団

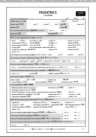

やさしい日本語でコミュニケーション

「やさしい日本語」とは、外国人にわかりやすい日本語です。文章の簡素化、わかりやすく言い換えることなどで、日本語が不慣れな方にも伝えることができます。詳しくはこちら。

外国人ママが日本で安心して出産するために

助産師・保健師等、出産や母子保健に関わる皆さんに、コミュニケーションの工夫や文化・習慣の違いへの配慮のヒントやお役立ち情報を掲載しています。

産前・産後確認シート

行政の保健師や助産師等が、母子手帳を交付する際や新生児訪問をする際に産前産後の日程を確認できるシート。子育てチャートと併用し、コミュニケーションの一助として活用できます。

●中国語 ●タガログ語
●ポルトガル語 ●スペイン語
●ベトナム語 ●英語
●ネパール語 （7言語）

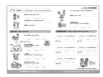

「新生児訪問及び赤ちゃん訪問」訪問員用コミュニケーションツール

行政の保健師や助産師、訪問員等が、赤ちゃんが生まれた外国人家庭を訪問する際に活用できる資料「事業案内」「訪問通知」「自己紹介カード」「不在時の連絡票」「質問票」が入っています。

●中国語 ●タガログ語
●ポルトガル語 ●スペイン語
●ベトナム語 ●英語 （6言語）

＜神奈川県の外国人住民相談窓口＞

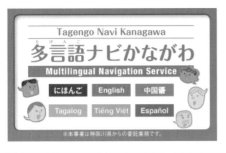

多言語ナビかながわ

TEL: 045-316-2770

http://www.kifjp.org/kmlc

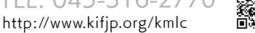

※対応言語は、2018年度現在のものです。年度によって変更になる場合がありますので、ホームページで最新情報をご確認ください。

※神奈川県外の方は、38ページの「全国地域国際化協会一覧」をご確認ください。

Parenting Chart
for foreign residents
From Pregnancy to enrolling in elementary school

With Videos 動画入り

Ⓐ

PLAY

外国人住民のための子育てチャート(動画入り)
~妊娠・出産から小学校入学まで~

Ⓑ

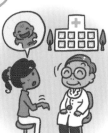

スタート
Start

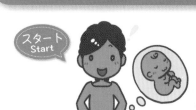

赤ちゃんを妊娠した？
Am I pregnant?

STEP **1**

ママに
なるための準備

Preparation to
become
a mother

1 産むところを探す
Choose where
you will give birth

2 母子健康手帳をも…
Maternal and
Child Health Handbo…
(BOSHI TECHO)

妊婦…
Prenata…

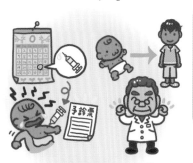

Ⓒ
PLAY

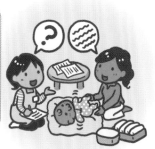

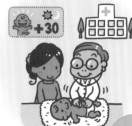

STEP **3**

赤ちゃんとマ…
健康のため…

For mother a…
baby's healt…

13 予防接種・
かかりつけ医
Vaccination and
home doctor

12 新生児 (赤ちゃん)
訪問
Home visit for
the newborn baby

11 一か月健診
Baby and mother's
one-month checkup

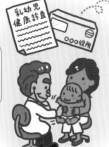

14 乳幼児健診
Baby/infant
checkup

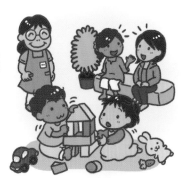

STEP **4**

おうちから地域への
はじめの一歩

First steps to enter
your community
with a baby

15 子育て支援センター等
Child care support center

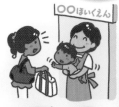

16 保育園入園
Entering nursery schools
(HOIKUEN)
または or

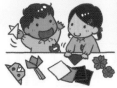

17 幼稚園・こども園入園
Kindergarten (YOUCHIEN) /
Early childhood Center
(KODOMOEN)

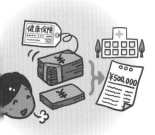

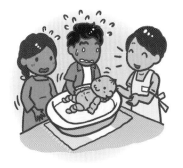

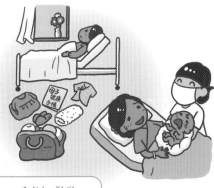

出産育児一時金の手続き
しゅっさんいくじいちじきん　てつづ
Procedure for receipt of
Childbirth Lump Sum grant

4 母親（両親）学級に参加
ははおやがっきゅう　さんか
Mothers'/Parents' classes
(HAHAOYA GAKKYU)

5 入院・分娩
にゅういん　ぶんべん
Hospitalization
and delivery

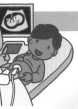

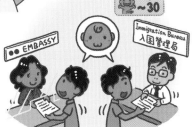

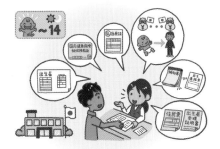

STEP
2

生まれてから
することう
What to do after
giving birth

10 大使館/入管での手続き
たいしかん　にゅうかん　てつづ
Embassy and
Immigration procedure

6 出生届
しゅっしょうとどけ
Birth registration

8 児童手当
じどうてあて
Child allowance

7 小児医療費助成
しょうにいりょうひじょせい
Subsidy system
for medical treatment
fee of babies and children
(SHOUNI-IRYOUHI-JYOSEI)

9 出生連絡票
しゅっせいれんらくひょう
Birth contact sheet

※⑩に必要な書類の入手
※ Obtaining documents for ⑩

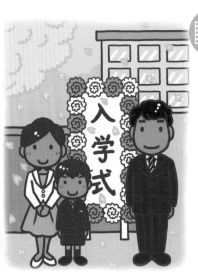

イラスト：たかえみちこ

18 小学校入学準備
しょうがっこうにゅうがくじゅんび
Preparing to enter
elementary school

小学校入学
しょうがっこうにゅうがく
Entering elementary school

 動画でもっとわかりやすい！
The videos can be helpful
to understand more.

Parenting in Japan

A 外国人住民のための子育てチャート
Parenting chart for
foreign residents (12′37″)

B 母子手帳ってなあに？
What is Boshi Techo? (08′02″)

C 母子訪問について
Home visit to mother and child
(07′10″)

 http://www.kifjp.org/
child/chart

発行　2018年7月

公益財団法人　かながわ国際交流財団
Kanagawa International Foundation

©2018 Kanagawa International Foundation

リソース 役に立つリンク・外国人相談窓口リスト・書籍

外国語母子健康手帳

厚生労働省令に基づく母子健康手帳の記録のページを、外国語と日本語の2か国語で併記してあります。日本語のわからない住民のかたがたに、大切な制度を理解してもらうために、在日人数の多い9か国語に翻訳してあります。

販売：母子保健事業団
https://www.mcfh.co.jp/

全国地域国際化協会一覧

外国人相談や通訳派遣について各団体にご確認ください。
http://www.clair.or.jp/j/multiculture/association/rliea_list.html

一般財団法人 自治体国際化協会

予防接種予診票（多言語）

予防接種リサーチセンター
多言語資料

http://www.yoboseshu-rc.com/publics/index/8/

外国語版「予防接種と子どもの健康」
予防接種予診票がダウンロードできます。

※対応言語はHPをご確認ください

医療通訳・通訳アプリ

● AMDA 国際医療情報センター（電話通訳）
 http://amda-imic.com/
● 多言語社会リソースかながわ（MIC かながわ）
 【神奈川県のみ】
 https://mickanagawa.web.fc2.com/
● 音声通訳アプリ　Voice Tra
 国立研究開発法人情報通信研究機構
 先進的音声翻訳研究開発推進センター
 http://voicetra.nict.go.jp/

その他のリンク

厚生労働省　外国人向け多言語説明資料
https://www.mhlw.go.jp/stf/seisakunitsuite/bunya/0000056789.html

世界の医療事情（外務省）
https://www.mofa.go.jp/mofaj/toko/medi/index.html

一般社団法人くすりの適正使用協議会「くすりのしおり」英語版
http://www.rad-ar.or.jp/siori/english/

参考になる書籍

● 小児科外来医療英語（診断と治療社）中村 安秀・中野 貴司 著　2011
● 臨床外国人外来対応マニュアル（ぱーそん書房）小林 米幸 著　2015
● 在日外国人の健康支援と医療通訳 ── 誰一人取り残さないために（杏林書院）李 節子 編著　2018
● 国際化と看護（メディカ出版）大橋 一友(他) 編集　2018
● 世界の出産　儀礼から先端医療まで（勉誠出版）松岡 悦子・小浜 正子 編　2011
● 在日外国人の母子保健 ── 日本に生きる世界の母と子（医学書院）李 節子 編　1998